AF589047

DES

FRACTURES DU BASSIN

PAR

AMÉDÉE TARDIEU

DOCTEUR EN MÉDECINE

Interne en médecine et chirurgie des hôpitaux de Paris;
Membre de la Société météorologique de France;
Lauréat (médaille d'or) du Gouvernement;
(Epidémie cholérique de Paris 1865; Epidémie cholérique d'Amiens 1866);
Médaille de bronze de l'Assistance publique.

PARIS
VICTOR MASSON ET FILS
PLACE DE L'ÉCOLE-DE-MÉDECINE

MDCCCLXIX

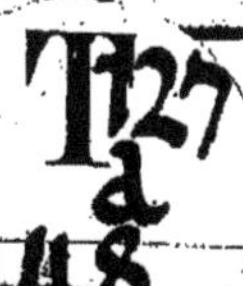

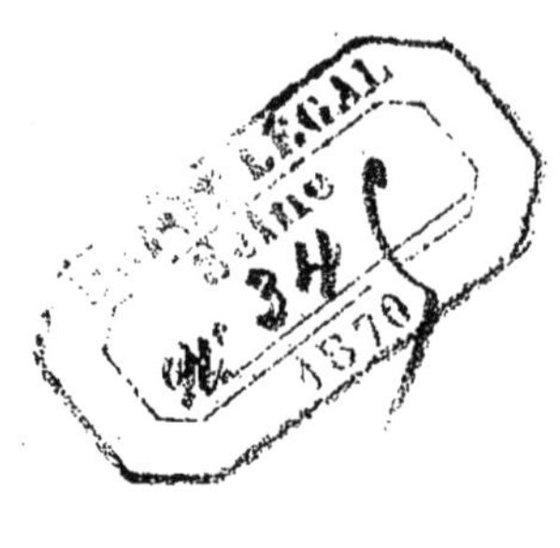

DES

FRACTURES DU BASSIN

DES

FRACTURES DU BASSIN

PAR

AMÉDÉE TARDIEU

DOCTEUR EN MÉDECINE

Interne en médecine et chirurgie des hôpitaux de Paris;

Membre de la Société météorologique de France;

Lauréat (médaille d'or) du Gouvernement;

Epidémie cholérique de Paris 1865; Epidémie cholérique d'Amiens 1866);

Médaille de bronze de l'Assistance publique.

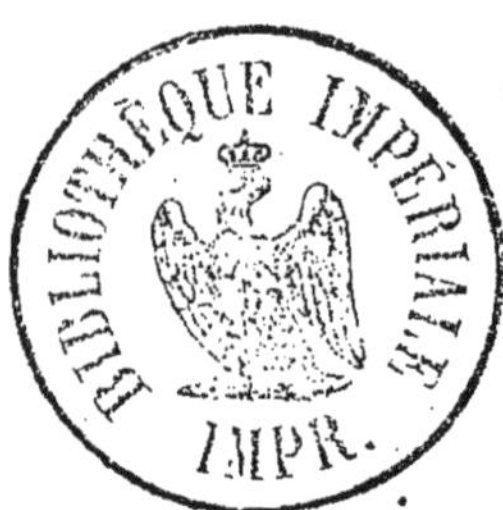

PARIS

VICTOR MASSON ET FILS

PLACE DE L'ÉCOLE-DE-MÉDECINE

MDCCCLXIX

AVANT-PROPOS

Lorsqu'un individu fait une chute assez forte, reçoit un coup assez violent, les os qui composent son squelette peuvent se briser. Rien de plus variable que la forme des fractures que l'on observe tous les jours ; un même os peut être brisé d'une foule de façons diverses et totalement différentes les unes des autres.

On serait tenté, au prime abord, de croire que tous ces fragments se font un peu au hasard. Il n'en est rien pourtant. Ici, comme ailleurs, il n'y a pas d'effets sans causes, et si les effets observés sont très-différents les uns des autres, il faut tout simplement chercher les causes différentes qui les ont produits.

Sur cent malades qui, en faisant une chute se casseront une jambe, il n'y en a pas deux qui tomberont dans des conditions telles, que leurs fractures se ressemblent de point en point. C'est qu'en effet un individu dont un os quelconque se brise peut se trouver dans une foule de conditions différentes. D'une manière générale, il faut se rendre compte de la position de l'individu blessé au moment même de l'accident et aussi de la situation relative des objets voisins qui ont concouru de manière ou d'autre à l'événement. Cette étude attentive permettra souvent de découvrir la fracture, sa forme, son étendue, les fragments, s'il y en a ; en un mot, tout ce qui peut intéresser le chirurgien au lit du malade pour établir son diagnostic. Elle permettra, en outre, ce qui est bien plus précieux, de placer ces mêmes fragments de telle sorte que le malade guérisse le plus tôt, le plus sûrement, le plus agréablement possible : *Tuto, cito et jucunde*, comme disaient les anciens.

Nous allons essayer d'appliquer cette manière de raisonner à l'étude des fractures du bassin, et de donner une classification nouvelle de ces fractures. Nous étudierons successivement :

1° L'historique de la question ;

2° Le bassin, au point de vue de ses fractures ;

3° Le mécanisme des fractures du bassin ;

4° La classification que nous proposons ;

5° Les symptômes ;

6° Le diagnostic ;

7° Le pronostic et le traitement.

Dans une seconde partie, nous donnerons quelques observations, les unes personnelles, les autres tirées de quelques auteurs.

FRACTURES DU BASSIN

PREMIÈRE PARTIE

CHAPITRE PREMIER

Historique de la question.

L'étude des fractures du bassin n'a été réellement faite que de notre époque.

Jusqu'à Malgaigne et Voillemier, qui ont fait, l'un et l'autre, quoique à des points de vue différents, deux articles remarquables sur ces fractures, nous trouvons à mentionner quelques auteurs. Vers 1765, Moret décrit les fractures de l'ischion, et Duverney celles de l'os iliaque. On trouve çà et là, à partir de cette époque, un certain nombre d'observations publiées dans des recueils. Larrey mentionne quelques cas de ces fractures dans les *Mémoires de médecine et de chirurgie militaires*. Richerand publie une observation remarquable, moins par elle-même que par l'erreur de diagnostic du maître et par l'attention qu'elle appela sur les fractures du bassin. Gerdy, dans ses leçons, en 1834, à propos des fractures du col du fémur, rapporta une observation accompagnée de réflexions judicieuses que nous reproduirons plus loin. Enfin Astley Cooper mentionne quelques cas en abrégé avec ses vues sur ces fractures.

Mais cette question des fractures du bassin n'est étudiée réellement qu'à partir de Malgaigne. Cet homme, critique aussi habile qu'opérateur indécis, recueillit un fait mémorable rapporté par Papavoine dans le *Journal du progrès.* Avec ce fait, accompagné de quelques autres plus ou moins semblables, Malgaigne construisit de toutes pièces sa fracture double verticale du bassin. Pour lui, cette fracture domine toutes les autres. Malgaigne avait bien vu un fait particulier, mais, par cela même qu'il l'avait bien vu, il négligea la loi générale qui préside à toutes ces fractures.

Voillermier, dans des leçons cliniques professées en 1860-62 à l'hôpital Saint-Louis, se plaça à un autre point de vue que Malgaigne. Il étudia spécialement les fractures du sacrum et, sous le nom de fractures verticales du sacrum, écirvit peut-être le meilleur article que nous ayons sur les fractures du bassin. Nous verrons plus loin si l'on doit, avec cet auteur, admettre une division spéciale pour les fractures par écrasement du sacrum, ou bien faire rentrer cette variété dans une classe plus générale.

En somme, Malgaigne étudie la fracture double verticale, et Voillemier la fracture du sacrum. Par cela même que la question était envisagée plus spécialement par tel ou tel point, elle restait incomplète, et un jeune docteur, Regnaut, essayait, en 1863, dans sa thèse inaugurale, de l'envisager sous une autre face. Dans une bonne thèse *sur les fractures du pubis*, inspirée par le professeur Gosselin, Régnaut complétait le cercle des fractures du bassin.

Quel est donc le but que nous nous proposons dans ce

travail ? Le voici : nous avons vu, pendant notre internat, six à sept fractures du bassin dont nous avons fait les autopsies. Ce nombre est relativement considérable si, d'après Malgaigne, on ne trouve que dix fractures du bassin à l'Hôtel-Dieu pendant onze ans. Après avoir étudié attentivement quelques-unes de ces fractures, nous étions convaincu qu'elles se faisaient toutes d'après une loi qui est toujours la même. Trois nouvelles fractures du bassin, dans le service de notre excellent maître le professeur Denonvillers, nous ont confirmé dans nos idées ; nous publierons plus loin ces observations.

Nous venons donc présenter une étude sur le mécanisme des fractures du bassin et une classification nouvelle basée sur cette étude. Cette classification nous paraît renfermer dans son cadre toutes les variétés de fractures du bassin. Nous démontrerons ensuite que notre classification est basée sur des observations nombreuses, personnelles ou recueillies çà et là dans les auteurs.

BIBLIOGRAPHIE

Duverney. — Traité des maladies des os. 1751, t. III, p. 16.

Moret. — Mémoires de l'Académie de Dijon. 1774, t. II, p. 85.

J.-L. Petit. — Œuvres posthumes, sur le coccyx. T. II, p. 205.

Richerand. — Observation citée par Voillemier.

Larrey. — Mémoires de médecine, chirurgie et pharmacie militaires, t. X, p. 266.

Raukin. — Gazette médicale. 1833, p. 53.

Jobert. — Plaies d'armes à feu, p. 224.

Gerdy. — Archives générales de médecine. 1834, t. VI, p. 378.

W. Lyon. — Archives générales de médecine. 1845, t. VIII, p. 237.

Papavoine. — Journal du Progrès. T. X, p. 234.

Lachèze, d'Angers. — Archives générales de médecine. T. XVIII, p. 307.

Cooper. — Traduction de Chassaignac, p. 131.

Malgaigne. — Mémoires sur les fractures du sacrum et du coccyx Journal de chirurgie. Juin 1846.

Voillemier. — Clinique chirurgicale : fractures du sacrum.

Regnaut. — Thèse 1863. Sur les fractures du pubis.

Société anatomique. — 1837, p. 194 ; 1839, p. 103... et ailleurs.

Catalogue du musée Dupuytren, par le docteur Houet, professeur agrégé.

CHAPITRE II

Études du bassin au point de vue de ses fractures.

Considéré au point de vue de ses fractures, le bassin nous apparaît comme un anneau irrégulier, présentant des prolongements osseux et entouré çà et là de parties molles qui le protégent.

En effet, les os, pubis, ischion, iliaque, sacrum et coccyx, forment un cercle complet. Le cercle est supporté symétriquement en avant et sur les côtés par les deux fémurs ; en arrière, sur la ligne médiane, il supporte lui-même la colonne vertébrale. Des synarthroses l'unissent aux deux fémurs, des symphyses l'unissent à la colonne vertébrale. En outre, en arrière et en avant, sur ou près de la ligne médiane, des symphyses unissent les différentes parties entre elles.

Pour nous rendre un compte exact de la résistance de chaque pièce, il faut l'étudier séparément.

1° *Pubis*. En avant, nous trouvons, symétriquement de chaque côté du plan médian, les deux pubis. Un fibro-cartilage les unit solidement, mais peut cependant se briser sous un effort violent. La partie de l'os qui avoisine le fibro-cartilage est plus spongieuse. Les deux branches du pubis sont de tissu compact et servent à former une partie du trou obturateur. La branche supérieure ou horizontale forme la crête pectinée, la descendante presque verticale rejoint la branche ascendante de l'ischion. Cette seconde branche est recouverte par des muscles, et en outre enfoncée en arrière. L'autre branche, au contraire, est recouverte à peine de quelques tissus et se présente en avant. Aussi est-ce cette branche qui se brise le plus souvent dans les fractures du bassin. En outre, c'est là le point le plus faible de tout le bassin : nouvelle cause pour que cette branche cède de préférence quand un coup viendra frapper le cercle osseux du bassin, n'importe en quel endroit. Ajoutons encore un détail important : la portion voisine de l'articulation étant très-spongieuse, pourra se briser en fragments multiples qui viendront parfois compliquer singulièrement ces fractures. Fort heureusement, sur la branche horizontale du pubis, la nature a placé un périoste très-fort qui maintient le plus souvent les fragments.

2° *Ischion.* Profondément placé, l'ischion, dans la position verticale, est inaccessible ; une balle, un objet petit et pointu pourrait seul l'atteindre. Mais que l'on tombe les cuisses pliées comme dans la position assise, et alors l'ischion, devenu proéminent, se brisera s'il n'est suffisamment protégé par les muscles nombreux qui l'environnent. Cette position de l'ischion explique la rareté relative de ses fractures. En outre, l'ischion n'est plus, comme le pubis, appelé directement à faire partie du cercle osseux du bassin ; et tandis que son voisin sera mis en pièce, il pourra, lui, rester intact. La réciproque est également vraie, car l'ischion est un prolongement indépendant du cercle osseux ; il a, par suite, sa pathologie spéciale, ses fractures particulières, comme nous le verrons plus tard.

3° *Os iliaque*. Soudé de bonne heure avec les deux os précédents, l'os iliaque forme, à droite et à gauche, deux arcs considérables du cercle osseux du bassin. Mais si nous considérons un de ces arcs séparément, nous verrons qu'il est bien loin d'être uniforme dans toutes ses parties. Au point de vue auquel nous nous plaçons, nous pouvons dire que l'os iliaque comprend quatre parties : une qui fait, à proprement parler, l'arc osseux, une partie située au-dessus de cette première, et une au-dessous, et enfin une quatrième partie articulaire. Cette quatrième partie méritera plus loin une étude spéciale.

La portion située au-dessus de l'arc osseux est la fosse iliaque proprement dite; c'est le type des os plats et larges. Là on trouve deux lames de tissu compact, comprenant, en certains points, principalement sur les bords, du tissu spongieux entre les deux lames. La limite supérieure est la crête iliaque. Ces fosse et crête iliaques forment un prolongement tellement distinct du cercle osseux, que là encore, comme pour l'ischion, nous aurons des fractures indépendantes de celles du cercle du bassin. En outre, comme un certain nombre de muscles se fixent à la crête iliaque, les fragments pourront subir des déplacements considérables.

La partie située au-dessous du cercle fait corps avec l'ischion. Elle suit souvent ce dernier os dans ses fractures et présente en outre, en dehors et en avant, la cavité cotyloïde dont nous verrons plus tard la pathologie spéciale au point de vue des fractures.

4° *Sacrum et coccyx*. Le cercle osseux du bassin est complété en arrière par le sacrum. Le coccyx, qui fait suite au sacrum, peut être rangé parmi les prolongements osseux du bassin et offre, par suite, ses fractures particulières.

Il est de première importance, dans l'étude des fractures du bassin, de connaître la forme et la structure du sacrum.

Le sacrum a la forme d'un coin situé entre les deux os iliaques, et servant, par sa base, de support à la colonne vertébrale. En effet, le sacrum est plus large en haut qu'en bas et présente dans ce sens une forme pyramidale à sommet inférieur. En outre, il est plus large en avant qu'en arrière, et là encore nous trouvons vaguement la forme d'un tronc de pyramide à sommet postérieur. Cette double forme prismatique est la clef de la solidité du bassin. En effet, le sacrum ne peut aller d'avant en arrière sans écarter les deux os iliaques. En outre, il ne peut avancer de haut en bas sans produire le même résultat.

Mais cette forme prismatique est, en outre, maintenue immobile par les moyens d'attache de l'articulation sacro-iliaque.

5° *Articulation sacro-iliaque.* Cette articulation est une symphyse; une partie de l'articulation est contiguë, c'est l'antérieure; la partie postérieure, au contraire, est continue et se trouve fixée par un ligament inter-osseux. En outre, quatre ligaments principaux : un supérieur, un inférieur, moins importants, au point de vue des fractures, que l'antérieur et le postérieur. Comme le fait très-bien remarquer Voillemier, le ligament antérieur est loin d'être aussi fort que le postérieur, qui est, du reste, fortement doublé par l'origine des aponévroses des muscles du dos. Ceci a une grande importance : en arrière, ligaments très-forts et articulation continue; en avant, articulation contiguë et ligaments relativement faibles. C'est donc en avant que l'articulation cèdera de préférence. Ce n'est pas tout : la partie articulaire du sacrum, que nous savons proéminente en avant et faisant la base d'un prisme, est spongieuse; qu'un coup vienne d'arrière en avant, et cette portion spongieuse va être enlevée en biseau ou écrasée. — Cette partie articulaire n'est pas la seule du sacrum qui appartienne au cercle osseux, d'après la marche que nous avons adoptée ; en effet, le ligament antérieur va s'insérer près des trous sacrés. Que ces ligaments soient tiraillés vivement, et, au lieu de se rompre, ils briseront le sacrum en son point faible aux niveaux des trous sacrés.

Si nous résumons ces données générales sur le bassin, nous verrons qu'il y a des prolongements osseux et des points faibles sur le cercle osseux dont nous avons parlé. Les prolongements sont :

L'*ischion* et une partie de l'os iliaque qui lui fait suite ;

La *fosse iliaque* en partie, et surtout la crête iliaque ;

Le *coccyx* et la partie du sacrum qui l'avoisine.

Les points faibles du cercle osseux sont : en avant, les pubis, la branche horizontale de ces os et, d'une manière générale, tout le tiers antérieur du cercle osseux. Aussi est-ce là que les fractures sont les plus fréquentes. C'est aussi la partie la plus exposée aux coups et la moins protégée par les muscles.

Après le tiers antérieur viendrait l'articulation sacro-iliaque, ou plutôt la partie du sacrum qui l'avoisine, à cause de sa structure et de sa forme. Les parties enfin qui sont les plus résistantes, sont le milieu du sacrum et le milieu de l'os iliaque. Aussi les fractures sont-elles très-rares à ces niveaux. Ajoutons que ce sont peut-être aussi les parties les mieux protégées par les tissus.

Dans le chapitre suivant, nous verrons de quelle utilité sont ces notions dans l'étude du mécanisme des fractures.

CHAPITRE III.

Mécanisme des fractures du bassin.

Nous pouvons, dès l'abord, établir une classification bien tranchée pour les fractures du bassin, d'après la nature des coups et le point de leur application.

1° Les coups portent sur le cercle osseux lui-même.

2° Les coups portent sur les prolongements osseux : ischion, crête iliaque, coccyx,

3° Le bassin n'est frappé que par contre-coup. Dans ce cas, c'est le fémur, par exemple, qui vient presser contre la cavité cotyloïde.

§ I. — Coups portant sur le cercle osseux.

Le cas le plus ordinaire est un coup portant sur le cercle osseux lui-même. Là encore nous trouvons deux conditions bien distinctes que les auteurs n'ont pas fait ressortir ; voici ces conditions : 1° le cercle osseux est maintenu, au moment de l'accident, au point opposé à l'endroit où porte le coup ; 2° le cercle osseux n'est pas maintenu au moment de l'accident.

La première condition est réalisée, par exemple, lorsqu'une roue de voiture passe sur le pubis d'un individu étendu sur le sol, ou bien encore lorsque le bassin est pris entre deux roues, deux vagons, etc., on a des exemples de la seconde condition, lorsqu'un coup porte sur le bassin d'un homme debout, qu'aucun obstacle n'arrête, et qui est projeté dans le sens opposé.

La différence est nette entre ces deux conditions :

En effet, dans la seconde nous n'avons qu'un choc direct, et c'est au point frappé que nous trouverons tous les accidents. Dans la première condition, au contraire, nous aurons à compter avec la force qui, par l'intermédiaire du bassin, résiste au choc direct.

1er *article.* — Étudions quel sera le mécanisme dans ces deux cas : supposons un cercle représentant schématiquement le cercle osseux du bassin.

En A est la symphyse du pubis. En B le milieu du sacrum. Ce cercle est maintenu en C par un obstacle solide, et nous supposons qu'un coup vient porter en D, point diamétralement opposé à C. Que se passe-t-il ? Le cercle plie d'abord, puis bientôt il est forcé et se casse. Il se brise aux points qui réuniront les deux conditions suivantes : minimum de résistance, maximum de violence de pression.

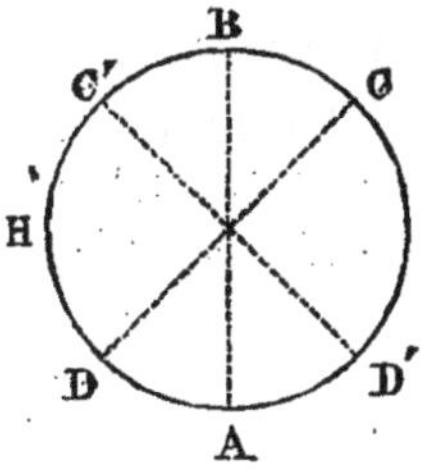

D'après des principes de mécanique fort simples, le maximum de pression est démontré en D d'abord, puis en C. Si donc ces deux points ont aussi par hasard le minimum de résistance, ils casseront pour double cause.

Or, l'anatomie du bassin nous apprend que D étant, par exemple, la branche horizontale du pubis, C sera la symphyse sacro-iliaque. Nous savons que ces deux points sont les plus faibles du cercle osseux. En C nous pourrons avoir disjonction de la symphyse ou bien arrachement d'une portion du sacrum, les ligaments présentant plus de résistance. L'expérience nous apprend, en outre, que très-souvent les coups portent sur la branche horizontale D, tandis que C est arrêté par le sol ou un obstacle.

Un corollaire du théorème précédent est le suivant : les

autres points faibles du bassin sont C′ et D′; que la force continue à agir, et après la rupture en C et en D, nous verrons le cercle osseux se briser en C′ et en D′. C'est ce que les faits démontrent.

On peut supposer le coup porté en un point quelconque H du cercle osseux. Pour trouver les endroits où existent les fractures on n'aura qu'à se poser cette question : où se trouvent dans cette nouvelle donnée le minimum de résistance et le maximum de pression? Le maximum de pression est évidemment en H; mais le minimum de résistance peut être loin de là. Or, c'est le total de ces deux choses qui donne le point qui a été brisé. Ce total pourra se trouver en un autre lieu qu'en H, et alors ce ne sera pas en H que sera la fracture. Les faits démontrent également qu'il en est ainsi.

Voici encore un autre problème : supposons le coup porté en A, au niveau de la symphyse du pubis. Suivons notre loi et nous trouverons pour A le maximum de pression et le minimum de résistance réunis. Qu'arrivera-t-il? A cédera, il y aura enfoncement du pubis. En outre, comme les conditions d'un cercle résistant seront immédiatement détruites, nous n'aurons pour toute lésion qu'un simple enfoncement du pubis. Le point B pourra ne rien avoir, bien que situé à l'endroit opposé.

Nous ferons même remarquer de suite que les conditions d'un cercle étant détruites dans ce cas, on pourra avoir les mêmes lésions que si B n'était pas maintenu. Il en résulte que l'enfoncement du pubis peut se faire par deux mécanismes différents. C'est ce que démontrent très-bien les faits cités dans la thèse de Regnaut.

Enfin, on peut encore supposer l'hypothèse suivante : le coup est porté en D par exemple, et le bassin est maintenu en C′ du même côté que D par rapport au diamètre AB.

Dans ce cas, la fracture se fera suivant un arc de cercle DC′. Les exemples de cette variété de fracture ne sont pas très-rares.

2e *article.* — Un coup porte sur le cercle osseux, et celui-ci n'est arrêté par aucun obstacle, il est projeté en avant.

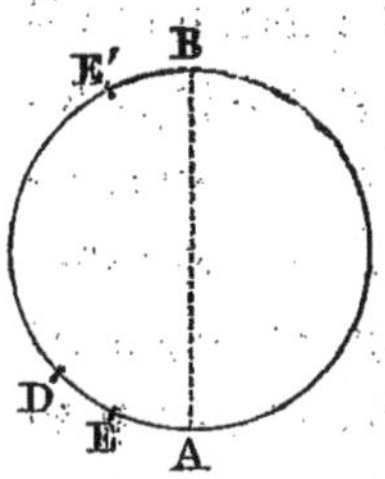

Nous supposons, par exemple, que le coup est porté en un point D du cercle osseux. Il peut en résulter plusieurs espèces de fractures suivant la solidité relative du point frappé.

Nous n'avons qu'à suivre la règle précédemment tracée et nous demander quels sont les endroits qui réunissent les deux conditions : maximum de pression, minimum de résistance.

Le point D peut seul, dans certains cas, réunir ces deux conditions ; il sera alors fracturé. D'autres fois, un point voisin E réunira également les mêmes chances, et alors nous aurons une fracture en D d'abord, puis en E. Enfin, dans une troisième hypothèse, D peut ne pas réunir les conditions ci-dessus désignées, et alors il se fera une fracture en arc de cercle suivant EE′. Disons en passant que cette dernière variété de fractures est commune.

Nous ferons en outre remarquer deux choses : 1° Si le point frappé est en A symphyse du pubis, au lieu d'être en D, il pourra y avoir écrasement du pubis absolument comme dans le 1er article ci-dessus ; mais le mécanisme, on le voit, n'est pas le même.

2° Le point voisin de D, au lieu d'être E, peut être A symphyse pubienne. Dans ce cas, avec la fracture en D nous pourrons avoir disjonction de la symphyse pubienne. Les fractures avec disjonction ne sont pas rares. La fracture du sacrum avec disjonction de la symphyse sacro-iliaque peut se rattacher à cette variété.

§ II. — LES COUPS PORTENT SUR LES PROLONGEMENTS OSSEUX DU BASSIN.

Généralement quand un coup porte sur un des prolongements osseux du bassin, il importe peu que le bassin soit maintenu ou non. Le prolongement osseux, en effet, présente beaucoup moins de résistance que le cercle osseux, et on peut dire qu'il casse toujours. Nous n'avons donc à étudier simplement que ces fractures en elles-mêmes.

1er *article : Ischion.* — L'ischion est certainement celui des prolongements osseux qui est le mieux caché. Aussi ses fractures sont-elles très-rares. Il ne peut être lésé que dans la position assise ou bien encore lorsqu'un corps mince, comme une balle, pénètre violemment jusqu'à lui. Ajoutons cependant que la branche ascendante de l'ischion se trouvant faire suite à la branche descendante du pubis, suivra souvent cette dernière dans ses fractures. Nous verrons même plus loin que d'ordinaire, dans les fractures du pubis, il y a une fracture concomittante de la branche ascendante de l'ischion.

2e *article : Crête iliaque.* — La crête iliaque qui termine la fosse de ce nom, est chez beaucoup de personnes proéminente en avant. Elle est moins exposée que le pubis, par exemple, mais elle peut cependant se briser. Un fait qui mérite dans ces fractures une mention spéciale est la mobilité extrême des fragments et leur déplacement souvent considérable.

3e *article : Coccyx.* — Malgaigne a fait un mémoire sur les fractures du coccyx et de l'extrémité du sacrum. Cet auteur dit ces fractures fort rares. Nous ne partageons pas son opinion et nous croyons que ces fractures, peu douloureuses quand elles ne sont pas compliquées de plaies, passent souvent inaperçues. D'ordinaire, la fracture se fait au niveau de la jonction du coccyx et du sacrum ; un coup de pied, une chute sur le siége en sont les causes fréquentes.

§ III. — FRACTURES PAR CONTRE-COUP.

Cette variété de fractures nous paraît assez problématique. Quelques auteurs pensent qu'elle existe et que le fémur, par exemple, peut enfoncer la cavité cotyloïde dans une chute sur les pieds ou sur les genoux. Nous citerons même plus loin un exemple de fracture de la cavité cotyloïde. On doit remarquer du reste que la cavité cotyloïde se brise assez souvent dans les fractures du bassin, mais que, dans le cas actuel, il s'agit de la fracture de la cavité cotyloïde se produisant sans autre fracture.

Classification personnelle des fractures du bassin.

Classe	Cas	Fracture	N°
1° Fractures du cercle osseux.	Le bassin est maintenu en un point opposé.	Fracture double suivant le diamètre	I
		Fractures multiples suivant le diamètre	II
		Ecrasement de la région pubienne	III
		Fracture d'un arc de cercle, 1 *variété* : simple fêlure d'une des tables osseuses	IV
	Le bassin n'est pas maintenu.	Le point frappé seul enfoncé	V
		Le point frappé casse avec un point voisin	VI
		Le point frappé n'est pas cassé ; ce sont deux points voisins qui cassent suivant un arc de cercle	VII
2° Fractures des prolongements osseux.		De l'ischion	VIII
		De la crête iliaque	IX
		Du coccyx et de la partie voisine du sacrum	X
3° Fractures par contre-coup		De la cavité cotyloïde	XI

CHAPITRE IV.

Étiologie.

Les fractures des os du bassin se produisent comme celles des autres os du corps. Tantôt c'est un corps étranger qui vient presser un individu, tantôt c'est le corps de l'individu qui est projeté contre un obstacle quelconque.

Dans le premier cas, on doit tenir grand compte du volume, du poids, de la forme, de la vitesse, de la direction, etc..., du corps étranger. Dans le second cas, c'est la hauteur de la chute, la force de propulsion, le volume, le poids de l'individu, son organisation propre que l'on doit examiner attentivement.

Il y aura donc deux sortes de recherches dans les causes qui amènent une fracture du bassin. N'est-il pas évident, en effet, qu'une masse d'un poids considérable produira plus facilement une fracture suivant le diamètre, qu'une masse légère ou une masse du même poids animée d'une vitesse moindre? Cette étude de la force contondante est d'autant plus importante pour les fractures du bassin, que souvent les symptômes directs manquent pour établir le diagnostic; l'étude réfléchie de la cause met alors sur la voie de la vérité.

En second lieu, le chirurgien recherchera avec soin les conditions statiques du malade au moment de l'accident. Toutes choses égales d'ailleurs, par exemple, un individu qui tombe d'une grande hauteur a plus de chances de se faire une fracture grave, qu'un autre individu qui tombe d'une faible hauteur.

Ce que nous venons de dire est assez facile à comprendre.

Il est un autre point plus délicat et sur lequel nous voulons appeler l'attention, d'autant plus que si cette réflexion s'applique à toutes les fractures, elle convient par là même aux fractures du bassin. Chacun sait la gravité toute particulière que présentent certaines fractures produites sur les chemins de fer, dans les usines, par des machines d'une puissance énorme. Dans ces circonstances, on a des lésions d'un pronostic fort grave, malgré leur apparente bénignité. Il y a une espèce de commotion qui ébranle tout l'individu, et la même lésion qui, dans d'autres circonstances, eût parfaitement guéri, peut, dans celle-ci, amener la mort. Tout le monde sait, par exemple, que quand une jambe est broyée par une roue de locomotive, l'accident est suivi de conséquences généralement plus graves que si cette jambe eût été broyée par une autre force moindre. Comment expliquer ces faits? Voici notre opinion.

Il nous semble que, dans ces accidents, il se fait sur l'individu frappé une déperdition de force considérable, l'organisme tout entier est ébranlé par cette déperdition qui se traduit dans tout le corps par des effets que nous ignorons encore. Il n'est pas rare d'observer cela dans les fractures du bassin; une simple fracture de la crête iliaque ou du pubis pourra être suivie de mort à cause de l'intensité de la force contondante, tandis que la même fracture produite par une force faible eût complétement guéri.

Tout ceci nous paraît démontrer suffisamment combien il est important d'étudier les causes des fractures, et celle des fractures du bassin en particulier.

Le plus souvent, quand il s'agit des fractures du cercle osseux, ce sont des causes violentes qui les produisent. Ici c'est un charretier pris sous les roues de sa voiture; là, un employé du chemin de fer pris entre deux tampons, ou bien encore un terrassier écrasé par un éboulement. S'il s'agit, au contraire, des fractures des prolongements osseux, les causes sont d'ordinaire moins violentes : un coup de pied peut casser le coccyx, séparer la crête iliaque ; une balle ou un projectile peut broyer l'ischion, etc.... Il nous paraît inutile de dire que certaines professions y exposent plus que d'autres, et que l'âge adulte en présente un plus grand nombre que l'enfance ou la vieillesse.

CHAPITRE V.

Symptômes.

Des lésions aussi considérables que les fractures du bassin sont accompagnées de plusieurs espèces de symptômes. Ceux qui nous paraissent les plus importants sont les symptômes locaux.

Dans ces symptômes locaux, nous trouvons une trace extérieure, souvent manifeste, de la cause contondante. C'est, par exemple, une roue de voiture qui a fait un large sillon régulier et marqué par une ecchymose, quelquefois par des plaies et des eschares. — Cette ecchymose est fréquemment accompagnée d'un épanchement de sang plus profond dans les parois abdominales ou ailleurs ; parfois même on peut trouver de la fluctuation. Comme dans les grands traumatismes, le gonflement est considérable et déforme plus ou moins la région où il se trouve.

Du reste, cette déformation est variable suivant l'espèce de fracture : tantôt il y a un aplatissement de la fesse, tantôt un enfoncement du pubis. Toutes ces déformations servent puissamment au diagnostic différentiel. Il n'est pas rare de rencontrer un raccourcissement léger du membre inférieur du côté du bassin fracturé. Ce raccourcissement peut être dû tout autant à la contraction des muscles endoloris qu'à la lésion du bassin elle-même. Il nous semble que la rotation du membre inférieur en dehors est plus fréquente que la rotation en dedans, comme le veulent quelques auteurs.

Quels que soient ces phénomènes constatés par la vue, le toucher est encore d'un plus puissant secours. On doit faire avec beaucoup de soin l'examen des parties pour tâcher de trouver la crépitation. Il est, en général, facile de l'obtenir s'il s'agit du cercle osseux (ischion, crête iliaque, coccyx); mais sa recherche est plus difficile s'il s'agit du cercle osseux lui-même, excepté lorsqu'il y a une fracture du pubis.

Malgaigne a donné le conseil d'introduire le doigt dans le rectum pour trouver la crépitation, au niveau de l'ischion ou du coccyx. Le doigt ainsi introduit forme un point d'appui contre lequel les autres doigts font mouvoir la partie lésée. On a donné le conseil de presser sur les deux crêtes iliaques, de manière à les écarter s'il y a fracture. Comme le disent quelques auteurs et ainsi que j'ai pu le noter moi-même, cet écartement est fort difficile à obtenir, lors même qu'il y aurait des dégâts considérables. On examinera également l'artère pédieuse pour s'assurer qu'il n'y a pas de lésions artérielles.

Quelques auteurs ont avancé qu'il y avait rarement des symptômes fonctionnels graves. Nous ne partageons pas cette opinion et nous croyons qu'il faut ici distinguer deux classes bien nettes de fractures. Les unes, celles des prolongements osseux, ne sont presque jamais suivies de symptômes fonctionnels graves; le contraire a lieu quand il s'agit des fractures du cercle osseux.

Ces symptômes fonctionnels apparaissent ou immédiatement, ou bien après un laps de temps plus ou moins considérable.

Dans les fractures très-graves, le faciès est décomposé, le pouls petit, lent, et le malade présente le cortége de symptômes que l'on désigne sous le nom de faciès abdominal. Remarquons du reste que, dans ces cas, il y a presque toujours lésion d'un des viscères contenus dans l'abdomen.

La douleur est souvent violente, limitée au point lésé, ou bien s'irradiant dans les membres inférieurs, dans l'abdomen et jusqu'à l'estomac ; c'est dans ces cas que l'on observe des vomissements fréquents et tous les signes d'une péritonite qui tuera rapidement le malade. Il n'est pas rare de noter une sensation de suffocation très-pénible. Nul changement, du reste, du côté du cerveau, à moins de commotion violente. Les malheureux meurent d'ordinaire sans agonie.

On comprend aisément que les mouvements musculaires soient anéantis plus ou moins dans l'un ou l'autre des membres inférieurs. En effet, si la fracture porte sur le sacrum, les nerfs sacrés sont plus ou moins froissés, déchirés, et leurs fonctions sont interrompues. Pour le même motif, on trouve des dérangements du côté du rectum et de la vessie. La rétention d'urine est fréquente. Elle existe à peu près toujours dans les fractures du pubis, et alors aussi le canal urinaire, déchiré, peut ne pas être traversé par une sonde. En règle générale, les phénomènes nerveux sont excellents pour juger du degré et du siége des lésions.

Les symptômes que nous venons d'énumérer se manifestent d'ordinaire presque immédiatement après l'accident. Il est d'autres phénomènes qui paraissent plus tard, tels que l'infiltration urineuse, les abcès autour des fractures, etc. Ces phénomènes n'étant pas particuliers au sujet que nous traitons, nous n'en parlerons pas.

CHAPITRE VI.

Diagnostic.

Le diagnostic des fractures du bassin présente plusieurs points importants que l'on doit étudier séparément ; ce sont :

1° Le diagnostic des fractures du bassin en général ;
2° Le diagnostic de la variété de fracture ;
3° Le diagnostic des complications.

§ Ier. — DIAGNOSTIC DE LA FRACTURE DU BASSIN EN GÉNÉRAL.

Il est souvent fort difficile de reconnaître une fracture du bassin. Pour s'en convaincre, on n'a qu'à lire les observations qui ont été publiées. Richerand prit une fracture du cercle osseux pour une luxation sacro-iliaque, et bien d'autres se sont trompés. C'est d'ordinaire pour une fracture du col du fémur que l'on prend la fracture du bassin.

Il nous semble pourtant qu'un examen méthodique peut conduire au diagnostic précis. La première chose à faire est de se rendre un compte exact de la violence, de la direction de la cause contondante, ainsi que nous l'avons dit au commencement. Gerdy, dans une observation que nous publions de lui, en fait très-justement la remarque. Il faudra en outre établir une différence capitale entre les coups, suivant que le bassin aura été maintenu ou non au point opposé. Avec ces quelques données, il sera permis de soupçonner une fracture du bassin.

L'examen portera, en second lieu, sur la région elle-même. Le gonflement et l'ecchymose appelleront plus spécialement l'attention du chirurgien, car nous savons déjà que c'est au point où la force agit, ou bien dans son voisinage, que seront les plus grandes chances de fractures. Ici comme dans toutes les fractures, la crépitation sera d'un grand secours pour le diagnostic; mais il faut bien avouer que souvent elle manque. Il est fort utile d'essayer l'écartement des deux crêtes iliaques en appuyant une main sur chaque, et lors même que l'on ne trouverait point d'écartement ni de crépitation, il faudrait bien se garder de croire à l'absence d'une fracture. On peut s'en assurer dans une de nos observations personnelles. Lors même que l'on ne trouverait ni crépitation ni écartement, on notera comme étant d'une grande importance : la douleur, son siége, son intensité; les lésions des mouvements des membres inférieurs de un ou de deux côtés, et tous les symptômes qui se manifesteront vers l'abdomen. On pourra ainsi, avec la réunion de tous ces symptômes, arriver à avoir de fortes présomptions sur l'existence d'une fracture du bassin.

Nous arriverons ainsi à différencier une fracture du bassin d'un grand nombre d'autres affections; mais une luxation sacro-iliaque, ainsi que le crut Richerand, ne pourrait-elle pas donner des signes identiques? Nous ferons remarquer que cette luxation doit être fort rare, si toutefois il en existe des cas bien constatés dans la science. Voillemier a parfaitement démontré pour quels motifs la fracture se faisait au niveau du sacrum, tandis que les ligaments résistaient.

Il n'en est pas de même pour la fracture du col du fémur, et là nous voyons quelques difficultés pour le diagnostic différentiel. Gerdy le premier a fait ressortir quelques signes de l'une et l'autre fractures. Outre l'examen de la cause contondante qu'il faut faire ici avec plus de soin que jamais, on notera ce qui suit : la rotation dans la fracture du bassin se fait en dedans le plus souvent, d'après Cooper, mais pour d'autres auteurs elle se ferait le plus souvent en dehors, comme dans la fracture du col ; le raccourcissement fait défaut ou tout au moins est très-faible dans la fracture du bassin, ce qui n'est pas l'ordinaire pour la fracture du col. Gerdy veut qu'on mesure exactement la distance du grand trochanter à l'épine iliaque ; il fait remarquer avec raison que cette distance n'est pas égale à celle du côté sain quand il y a fracture du col, tandis qu'elle ne varie pas dans la fracture du bassin. Le fémur, en effet, suit le bassin fracturé et remonte ou descend avec lui. Il faut remarquer cependant que ce dernier signe manquerait s'il s'agissait d'une fracture de la crête iliaque. Mais nous verrons bientôt combien la fracture des prolongements est plus facile à reconnaître que celle du cercle osseux. La fracture de la cavité cotyloïde nous paraît fort rare ; la pénétration de la tête du fémur dans le bassin amène forcément un raccourcissement de la jambe.

§ II. — DIAGNOSTIC DE LA VARIÉTÉ.

Il ne suffit pas de savoir que le bassin est fracturé, il faut encore se rendre compte de la variété de fracture, surtout à cause du pronostic.

Voillemier donne le conseil de palper soigneusement la région sacrée, la région fessière, le pubis, etc... Malgaigne va plus loin et conseille avec raison d'introduire le doigt dans le rectum. Le palper en effet suffit à lui seul pour s'assurer de la fracture d'un quelconque des prolongements osseux.

S'agit-il de la crête iliaque, on trouve très-facilement la crépitation, ainsi qu'on le voit dans une de nos observations personnelles. S'agit-il de l'ischion, on introduira un doigt dans le rectum ou le vagin et avec l'autre main, appuyée sur l'ischion, on pourra percevoir la mobilité et la crépitation. En outre, les muscles adducteurs de la cuisse ne pourront se contracter normalement. L'introduction du doigt dans le rectum sera surtout utile pour les fractures du coccyx; le doigt pourra même reconnaître ainsi une fracture des dernières vertèbres sacrées.

Il sera donc facile de reconnaître la fracture des prolongements osseux. Sera-t-il aussi facile de distinguer les fractures du cercles osseux lui-même?

Le point important nous paraît être la recherche de la fracture à la partie postérieure au niveau du sacrum et surtout de l'articulation sacro-iliaque; on rencontre souvent un rebord osseux, une déformation de la région qui indique une fracture. Il est alors facile de trouver une fracture de la moitié antérieure du bassin, car presque toujours une fracture de la moitié postérieure est accompagnée d'une fracture de la moitié antérieure; mais la réciproque n'est pas vraie, c'est-à-dire qu'il peut exister une fracture de la moitié antérieure sans qu'il y ait de fracture au niveau du sacrum; par exemple, on peut avoir un enfoncement du pubis sans autre fracture.

§ III. — DIAGNOSTIC DES COMPLICATIONS.

Les complications peuvent être rangées en deux catégories bien distinctes : les unes se manifestent au moment même de l'accident, les autres ne se manifestent que plus tard. Ces dernières intéressent surtout le pronostic.

Au moment de l'accident, les lésions nerveuses peuvent amener la paralysie d'un ou des deux membres inférieurs. Il peut y avoir anéantissement de la motilité et de la sensibilité. Mais les complications les plus importantes sont celles que l'on trouve du côté des viscères de l'abdomen et surtout de la vessie; la paralysie de la vessie est très-commune; en outre des fragments d'os peuvent pénétrer dans cet organe, ainsi que l'on en a de nombreux exemples. Il peut y avoir également incontinence des matières fécales, des lésions du côté du périnée ou de l'anus. Toutes ces complications devront être reconnues par le chirurgien, car elles sont importantes pour le traitement.

L'attention se portera tout spécialement du côté de la vessie; il peut arriver trois choses : 1° une simple compression du canal urinaire ou de la vessie; 2° une compression avec déchirure incomplète du canal; 3° enfin une déchirure complète du canal ou de la vessie dans laquelle on retrouve parfois des fragments osseux. Nélaton en a rapporté un très-bel exemple; on a même observé la sortie des fragments osseux au niveau du pli de l'aine ou de la grande lèvre (Nivet). L'hématurie sera un signe précieux pour le diagnostic, et le chirurgien sera éclairé par une manœuvre habile de la sonde. Il faut remarquer cependant qu'il n'est pas nécessaire que des fragments osseux obstruent le canal pour arrêter la sonde; il suffit d'une simple contracture pour cela. Du reste, l'infiltration urinaire qui se produit quand il y a déchirure viendra éclairer le diagnostic et surtout le pronostic, qui sera dans ce cas bien plus grave.

CHAPITRE VII.

Pronostic et traitement.

1° La classification que nous avons donnée précédemment répond parfaitement au pronostic. C'est ici surtout que l'on voit l'importance de la distinction des fractures en celles du cercle osseux et en celles des prolongements. On peut dire, en effet, que la guérison est la règle dans les fractures des prolongements osseux, tandis qu'elle fait l'exception dans les fractures du cercle osseux. Quand ces dernières viennent à guérir, elles sont parfois accompagnées de déformations du bassin qu'il est important de connaître. Dans l'observation de Papavoine nous verrons qu'une femme, après avoir eu plusieurs couches faciles, succomba dans un dernier accouchement qu'elle eut après s'être cassé le bassin. Il y avait eu une consolidation vicieuse de la fracture et le bassin s'était notablement rétréci.

Les malades succombent fréquemment aux graves complications qui se font dans les viscères de l'abdomen; une péritonite suraiguë est fréquemment le résultat d'un épanchement d'urine. L'infiltration urineuse et fréquente, et les abcès qui se forment au niveau des fractures peuvent être suivies d'infection purulente. Dans la plupart des cas où il s'est formé ainsi des abcès, la mort est arrivée.

D'une manière générale, la mort arrive ou bien rapidement en moins de trois ou quatre jours à cause de la gravité des lésions, ou bien, au contraire, elle ne vient qu'au bout de trois semaines et plus, à la suite de l'infection urineuse ou de l'infection purulente.

Pour les fractures des prolongements osseux, elles se consolident en général assez rapidement. Trois semaines ou un mois suffisent à la consolidation d'une fracture de la crête iliaque.

2° Les indications du traitement des fractures du bassin ont été bien posées par Malgaigne, et surtout par Voillemier. Ces indications varient un peu suivant l'espèce de fracture.

La première chose que l'on doit faire, c'est de ne pas trop remuer le malade sous prétexte de chercher la crépitation. Les manœuvres, surtout celles qui consistent à imprimer des mouvements à la cuisse, peuvent être dangereuses ; elles sont dans tous les cas fort douloureuses. On s'occupera donc des autres symptômes, et lorsqu'on aura acquis la presque certitude qu'il y a fracture du cercle osseux, on mettra le malade dans une gouttière de Bonnet. C'est là certainement l'appareil qui répond le mieux à cette espèce de fracture. Elle immobilise le malade et permet la consolidation. Du reste, l'immobilité est ce que les malades demandent avant tout, et l'on conçoit aisément que les nerfs sacrés comprimés occasionnent de grandes douleurs que les mouvements augmentent encore.

On fera en sorte en même temps de vider l'intestin et la vessie. Beaucoup de malades auront besoin d'être sondés régulièrement. C'est un précepte à peu près général et que l'on ne doit pas oublier.

Malgaigne a conseillé des appareils particuliers pour relever le coccyx incurvé. Nous ne contestons pas absolument leur utilité, mais nous ferons remarquer que ces appareils introduits dans le rectum sont fort douloureux et peuvent amener de graves accidents.

Dans les fractures de la crête iliaque et de l'ischion, on fera bien d'amener la détente des muscles de la cuisse et de l'abdomen : on arrive facilement à ce résultat en mettant des coussins sous le jarret. Nous avons pu constater nous-même, dans un cas de fracture de la crête iliaque, que ce mode de pansement permettait le contact des fragments et soulageait en même temps le malade.

Quant aux réductions que quelques auteurs ont proposées dans les fractures du cercle osseux, il nous semble que, dans la plupart des cas, elles auront plus d'inconvénients que d'avantages.

SECONDE PARTIE

OBSERVATIONS.

La seconde partie de notre travail comprend les observations. Ces observations sont, quelques-unes personnelles, les autres sont empruntées à divers auteurs. Elles sont plus nombreuses, et nous les rapportons souvent en abrégé.

Les numéros des paragraphes correspondent aux numéros des différentes variétés de fractures de notre tableau.

§ I. — FRACTURE DOUBLE SUIVANT LE DIAMÈTRE, LE BASSIN ÉTANT MAINTENU.

1re OBSERVATION (personnelle). — Martin (Pierre), 59 ans, bardeur, né à Saint-Saturnin (Puy-de-Dôme), est apporté le 8 janvier, à sept heures du soir, à l'hôpital de la Charité, salle Saint-Jean, numéro 5.

Cet homme est fortement musclé. Il vient d'être renversé par une voiture de charbonnier qui lui a passé sur le corps en travers, de gauche à droite, et un peu de haut en bas; de telle sorte que la roue a commencé sur l'hypochondre gauche pour passer sur le pubis et le scrotum du côté droit.

Il y a même une plaie profonde le long du canal inguinal du côté droit.

Le malade souffre atrocement, son faciès est altéré et il peut à peine nous répondre. Il vomit fréquemment. En examinant le malade, nous constatons une mobilité considérable de la cuisse gauche, qui nous fait penser d'abord à une fracture du col ; mais la cuisse est énorme à la partie supérieure ; le ventre est douloureux et il est évident qu'il doit y avoir quelques dégâts dans les os du bassin. Impossible, du reste, de percevoir la moindre crépitation ou le moindre écartement des os du bassin en appuyant sur les crêtes iliaques. Ces tentatives sont douloureuses et ne sauraient être réitérées. Malgré cela, M. Denonvilliers pense à une fracture du bassin. La jambe gauche est déviée en dehors, comme dans les fractures du col, mais il n'y a pas sensiblement de raccourcissement. Du reste, le diagnostic est réservé sur la fracture du col accompagnant ici celle du bassin.

Le 9 janvier, le malade continue à vomir. Il se plaint beaucoup du ventre et de l'estomac. Il a uriné une fois. On prescrit deux lavements qui ne sont pas rendus. La jambe gauche tout entière est manifestement plus froide que celle du côté opposé. Le pouls est très-lent, à peine sensible. Le faciès est de plus en plus mauvais.

Le 10 janvier, mort à six heures et demie du soir. A six heures, le malade, revu par nous, se plaignait de suffocation, comme si quelque chose lui remontait du ventre sur la poitrine, suivant ses expressions. La mort arriva sans agonie.

Autopsie : A l'ouverture du cadavre, nous avons trouvé ce qui suit :

Il y a un épanchement de sang considérable dans la partie supérieure de la cuisse gauche, épanchement qui continue, avec un autre plus considérable situé sous le péritoine dans la fosse iliaque gauche. Du reste, pas de lésion apparente des gros vaisseaux. La paroi abdominale du côté droit renferme également un épanchement de sang qui remonte du pli de l'aine jusqu'à l'épigastre. Les muscles sont coupés dans le voisinage du bassin, et, à notre grand étonnement, la cuisse gauche entraîne une partie du bassin de son côté. Nous constatons alors qu'il y a une fracture du pubis droit en avant et du sacrum en arrière. Nous pouvons donner une description d'autant plus exacte que nous avons préparé les pièces sèches.

1° *Fracture du pubis droit :* La branche horizontale est fracturée suivant une ligne qui va rejoindre le trou obturateur. Cette ligne est simple en avant où elle est légèrement oblique ; en arrière, cette ligne est brisée en forme d'x et l'on trouve deux esquilles entre les branches de l'x. Ces esquilles sont retenues par le périoste, fort épais en cet endroit.

En outre, il y a une fracture de la branche descendante du pubis droit ; cette fracture s'est faite suivant une seule ligne en dedans et en dehors.

En un mot, ces deux fractures ont complétement isolé le pubis droit, qui ne tient plus que par le périoste.

2° *Fracture au niveau de la symphyse sacro-iliaque :* L'os iliaque gauche s'est séparé du sacrum avec une partie de cet os qui lui est restée adhérente. En avant, l'os iliaque s'est séparé nettement suivant sa surface articulaire ; c'est seulement en arrière, au niveau de sa partie continue qu'il a entraîné le sacrum avec lui.

Cette fracture est un exemple très-net du type I de notre classification. Il y a ici une fracture suivant le diamètre, le bassin étant maintenu par un obstacle.

Nous appellerons plus spécialement l'attention sur la difficulté qu'il y avait à établir le diagnostic, sur l'absence de crépitation et de mobilité que nous n'hésitons point à attribuer aux épanchements de sang et à la contraction musculaire.

2ᵉ Observation. (Gerdy, *Leçons cliniques à l'hôpital Saint-Louis*.)—Le nommé Croizy (Victor), âgé de 20 ans, fut apporté dans mon service, le 19 mai 1834. Il venait d'être renversé par une charrette pesamment chargée, dont la roue lui passa obliquement sur la partie supérieure de la cuisse, et sur le pubis et sur le bas-ventre, froissant le testicule droit. Une saignée fut pratiquée sur-le-champ et cinquante sangsues furent placées sur l'abdomen.

Le lendemain, 20 mai, Croisy se plaint de souffrir dans les parties contuses des douleurs assez vives, mais qui, cependant, ne s'exaltent que très-peu par la pression. La région inguinale du côté droit est tuméfiée ; le scrotum est fortement ecchymosé. Du reste, chose remarquable, mais qui a déjà été notée bien des fois, la peau du ventre n'offre aucune trace de contusion. On ne peut reconnaître ni mobilité, ni crépitation évidente dans les os du bassin et acquérir la preuve de leur fracture, quelque effort qu'on fasse pour y parvenir. Toutefois, il faut dire ici que le gonflement était assez considérable, que cet examen causait au malade des douleurs qui ne permettaient pas de le prolonger. Ajoutons que le bassin était mal fixé par le poids du corps et des membres inférieurs sur le plan solide que lui présentaient les matelas, il était difficile d'y reconnaître de la mobilité. Le pouls était fréquent et développé (cinquante sangsues).

Les jours suivants, le malade se plaint toujours de souffrir dans la région de l'aine ; plusieurs applications de sangsues ne peuvent calmer les douleurs et faire disparaître le gonflement inflammatoire.

25 mai. Un examen plus attentif nous fit apercevoir une

chose que nous n'avions pas encore remarquée, ou qui ne s'était peut-être pas encore manifestée chez ce blessé. Le membre inférieur droit était fortement tourné dans la rotation en dehors, raccourci d'un demi-pouce, et reprenait sa direction et sa longueur par la moindre traction. A ces symptômes, nous dûmes soupçonner une fracture du col du fémur. L'on se borne à fixer le membre au moyen d'une alèze pliée en cravate et passée sur le genou.

Bientôt une suppuration énorme s'empara de tout le bassin ; il fallut ouvrir plusieurs abcès dans la région inguinale. Une communication entre la vessie et le principal foyer s'établit spontanément et le malade succomba le 3 juin avec des symptômes de résorption purulente et épuisé par la suppuration.

A l'*autopsie*, outre les désordres des parties molles que j'omets à dessein, nous trouvâmes du côté droit une fracture de la branche horizontale du pubis, à l'union du tiers interne avec les deux tiers externes. Plus bas était une fracture double de la branche ascendante de l'ischion, laissant un fragment moyen long de cinq à six lignes, flottant dans le ventre, foyer purulent qui baignait toute cette région. Il y avait un déplacement assez considérable ; toute la masse du fragment externe avait éprouvé un mouvement de bascule qui portait la partie rompue de la branche horizontale au-dessus et un peu en avant du bout interne. Par suite de ce mouvement, l'intervalle laissé au milieu de la branche montante par le fragment moyen détaché de l'os se trouvait comblé ; les os étaient complétement dénudés de leur périoste ; les symphyses sacro-iliaque et pubienne étaient détruites, dépouillées de leurs cartilages. Le col du fémur et l'articulation coxo-fémorale étaient dans la plus parfaite intégrité.

Au milieu d'accidents aussi graves, une fracture du col n'était qu'un accident secondaire sur lequel nous ne fixâmes pas notre attentien d'une manière spéciale. Néanmoins, si un pareil cas se présentait, on pourrait, je crois, arriver à porter un diagnostic certain à l'aide des considérations suivantes : une cause agissant avec une extrême violence ne peut guère avoir borné son action à une simple fracture du col du fémur; il faut donc explorer le bassin. Alors si celui-ci a été brisé, on verra que les rapports de distance entre le grand trochanter et l'épine iliaque ne sauraient être changés, car c'est au déplacement du bassin et non de l'extrémité supérieure du fémur que sont dus la rotation en dehors et le raccourcissement. Il n'y aurait de changement que si l'os iliaque était lui-même fracturé ; mais alors la mobilité de l'épine iliaque en ferait bientôt reconnaître la cause. Si l'on porte alternativement le membre en dedans et en dehors, le grand trochanter doit décrire des arcs de cercle aussi grands que de coutume... Enfin la crépitation pourrait aussi éclairer le diagnostic.

Cette fracture a cela de curieux qu'elle a déterminé une rotation en dehors de la cuisse, la plupart donnant une rotation en dedans.

Remarque. Nous rapprochons cette observation de la précédente et nous la rangeons dans notre type I, bien que Gerdy ne précise pas si la fracture postérieure est à droite ou à gauche. Il nous semble que cette observation a une analogie très-grande avec la nôtre qui précède. Gerdy s'étonne de la rotation de la cuisse en dehors. Nous avons déjà insisté ailleurs sur cette rotation. Pour nous, cette rotation en dehors est la règle.

3e Observation. (Cooper, traduction de Chassaignac.) — Une femme de 30 ans est pressée entre une roue de voiture et un poteau de réverbère. Mort quinze jours après l'accident.

Autopsie : Fracture divisant le corps du pubis gauche et la branche de l'ischion du même côté ; l'os innominé du côté droit était séparé du sacrum à la symphyse sacro-iliaque, et une partie des apophyses transverses du sacrum étaient brisées et séparées de cet os avec les ligaments. Le cartilage et les ligaments de la symphyse pubienne étaient déchirés et la symphyse sacro-iliaque gauche était disjointe. Sang épanché sous le péritoine.

Remarque. Cette observation se rapproche beaucoup des deux autres. La victime de l'accident, au lieu d'être pressée contre le sol, a été pressée contre un réverbère. Le mécanisme a été le même et des lésions semblables en ont été la conséquence.

§ II. — Fractures multiples suivant les diamètres, le bassin étant maintenu en un point.

1re Observation. (Docteur Lyon. — *Archives de médecine*, 1845, t. VII, p. 237.) — Un charretier, âgé de 14 ans, fut apporté à l'hôpital de Glascow, le 28 décembre 1843. Une demi-heure auparavant, pendant qu'il était occupé à charger sa charrette, le cheval eut peur et se lança aussitôt en avant, de sorte que ce malheureux fut violemment pressé entre la roue de sa charrette et une très-grosse pierre. Douleur vive dans tout l'abdomen, s'étendant inférieurement jusqu'au périnée, qui est fortement tuméfié et ecchymosé ; la jambe droite est dans l'abduction et le pied correspondant fortement porté en dehors. Quels que soient les mouvements que l'on imprime au bassin, il est impossible de déterminer de la crépitation ; la peau est froide, le pouls presque insensible.

Le lendemain, il était dans le même état de collapsus que la veille. Le ventre était extrêmement douloureux à la pression, le périnée fortement tuméfié, le pouls à 120, très-petit et très-concentré; vomissements continuels; le malade n'avait pas uriné et tous les efforts que l'on fit pour introduire un cathéter dans la vessie n'eurent aucun succès. Une large incision fut faite alors au périnée et elle donna issue à une très-grande quantité d'urine sanguinolente. Le pouls était à 96 et très-faible; le 31, le pouls était plus plein, la peau plus chaude, et le malade n'allait point à la garde-robe, quoiqu'il eût pris de l'huile de ricin; la réaction se soutint pendant deux jours; mais bientôt les forces tombèrent, le ventre se ballonna et la mort eut lieu le 3 janvier, cinq jours après l'accident.

Autopsie. Beaucoup de sang épanché dans le mésentère; le mésocolon et le mésorectum, de même qu'au-dessous du péritoine du petit bassin; injection de l'intestin dans plusieurs points de son étendue. Désorganisation complète des parties molles du périnée et perforation peu étendue de la vessie du côté droit et un peu au-dessus de son col. Les os du bassin avaient éprouvé de grands dégâts; la cavité cotyloïde était brisée du côté droit; et l'os innominé était séparé de l'ischion par un trait de fracture qui traversait cette cavité, de sorte qu'on pouvait sentir la tête du fémur dans le bassin, et très-probablement il y avait eu dans ce point une déchirure du péritoine. Les os du pubis du côté droit et du côté gauche étaient fracturés au niveau de leur branche horizontale, immédiatement au-devant du point où ils se réunissent avec l'os innominé. Du côté gauche la fracture était comminuctive et plusieurs fragments étaient dirigés vers la cavité pelvienne. Du côté droit, l'extrémité pointue d'un des fragments s'était portée en dedans et avait pénétré dans la vessie, à laquelle elle avait fait une ouverture à passer le petit doigt; l'ischion était fracturé des deux côtés dans deux points, au-devant de la tubérosité, ensuite au point de réunion des branches de cet os et du pubis. Une autre fracture s'étendait de la partie supérieure à la partie inférieure du sacrum, en parcourant la ligne des trous sacrés du côté droit. Toutes les portions d'os fracturés avaient éprouvé un déplacement considérable; le diamètre latéral du bassin était rétréci et le pubis fortement porté en avant, ce qui donnait à ce bassin la forme de certains bassins viciés.

Nous appellerons l'attention sur quelques circonstances particulières à ce fait; malgré l'étendue du dégât, les fractures multiples des os pelviens, il a été impossible de déterminer de la crépitation. On voit combien on aurait tort de conclure de l'absence de ce symptôme à la non-existence d'une fracture du bassin. Peut-être, en introduisant le doigt dans le rectum, aurait-on pu constater l'existence de ce signe; il est cependant permis d'en douter. La position qu'occupait le membre inférieur droit (rotation en dehors) aurait pu faire croire au premier abord à une fracture du col du fémur; cette rotation résultait évidemment de la fracture de la cavité cotyloïde; et ce qui empêchait toute erreur à cet égard, c'est que le membre inférieur n'était pas raccourci, tandis que, dans la fracture du col, le raccourcissement est toujours considérable. Ordinairement les fractures du bassin sont accompagnées de lésions des organes contenus dans le petit bassin. Les nerfs, les vaisseaux, la vessie, le rectum, échappent rarement à des altérations plus ou moins profondes; aussi peut-on s'étonner, avec quelque raison, que dans un cas où les fractures étaient si nombreuses, la vessie seule ait été perforée et encore dans une très-petite étendue.

Remarque. — Cette observation nous présente des fractures multiples du bassin. On peut même dire que c'est, en quelque sorte, le premier degré de cette variété de fracture. Nous voyons en effet trois fractures au niveau des deux pubis et du sacrum d'un côté. Un degré plus avancé serait : fractures aux deux pubis et aux deux côtés du sacrum, et enfin le degré le plus avancé serait le broiement du bassin. Les observations d'un broiement pareil nous manquent, parce que dans ce cas les autopsies sont rarement faites. C'est justement l'incurie qu'on apporte aux autopsies qui fait que les fractures du bassin ont été incomplétement décrites jusqu'à ce jour.

2e Observation. (Voillemier, *Leçons cliniques*, 1860-62.) — Il s'agit d'un homme qui fut écrasé par une roue de voiture contre une muraille.

A l'autopsie on trouva : en avant, le pubis est entièrement séparé des os coxaux auxquels il ne tient que par des tissus fibreux ; les quatre fractures sont symétriques sur les branches horizontales et descendantes des pubis.

En arrière, l'aile droite du sacrum est divisée dans toute son étendue et verticalement jusqu'au quatrième trou sacré. La cinquième pièce du sacrum et le coccyx sont épargnés.

L'aile droite du sacrum est restée unie à l'os coxal ; le fragment sacré est considérable. Voillemier remarque que, dans cette fracture, le mécanisme est un peu différent de celui qu'il a noté dans les quatre ou cinq autres fractures qui font l'objet de ses leçons ; un pas de plus, et Voillemier, au lieu de s'en tenir aux fractures du sacrum, aurait vu les différentes variétés des fractures du bassin. Du moment que l'on constatait que le mécanisme n'était pas le même, il était bien probable que les fractures ne se ressemblaient pas non plus.

3e Observation. (Regnault. — *Thèse*, 1863.) — Un maçon est renversé par une grosse pierre qui l'écrase. On trouve à l'autopsie une fracture du pubis droit avec déchirure de l'urètre; le pubis gauche est aussi fracturé. Enfin il y a en arrière une fracture du sacrum du côté gauche au niveau des trous sacrés.

Cette observation, que nous rapportons en abrégé, doit être mise à côté des précédentes.

Cooper cite également une fracture semblable.

Du reste, cette variété de fracture des os et du bassin n'est pas rare. C'est, en quelque sorte, comme nous l'avons dit, le second degré d'écrasement du bassin.

§ III. — Écrasement de la région pubienne, le bassin étant maintenu en un point.

1re Observation. (Nélaton d'après Malgaigne.) — Une femme est apportée dans le service de M. Nélaton pour une fracture du pubis déterminée par le passage d'une roue de voiture. Un fragment avait perforé la vessie et le vagin et fut retiré par ce dernier canal. Malgré l'effusion d'urine et la suppuration qui en fut la suite, M. Nélaton parvint à la sauver.

Cette observation, que l'on peut trouver *in extenso* dans le Mémoire de M. Malgaigne, est un exemple-type d'écrasement de la région pubienne. On y retrouve, outre la fracture elle-même, les complications graves qui l'accompagnent souvent.

On trouvera, dans les *Bulletins de la Société anatomique* de 1839, p. 103, sous le nom du docteur Boudet, une observation qui se rapproche de la précédente. Les organes du petit bassin furent également déchirés ; en outre, il y avait communication du rectum avec les organes urinaires.

Lorsqu'il y a de semblables lésions, la mort est à peu près l'ordinaire et l'exemple rapporté par Malgaigne, fut une heureuse exception.

2e Observation. (Duverney. — *Maladie des os*, t. I, p. 279, 1751.) — Un carrier reçoit une masse de pierres sur la région hypogastrique. Le chirurgien constate que la tête du fémur est libre, mais le malade ne peut remuer. Mort au bout d'un mois. A l'autopsie, on trouve les os pubis divisés en quatre pièces.

3e Observation. (Regnaut. — *Thèse*, 1863, p. 16.) — C. Victor, âgé de 41 ans, charretier, était occupé le 24 janvier 1860, dans la gare du chemin de l'Ouest, à charger sa voiture, lorsqu'il fut heurté par une locomotive dont la vitesse était du reste très-ralentie ; il se trouva pris entre la locomotive et la voiture, les fesses appuyées sur les roues de la voiture, le ventre et les cuisses pressés par la locomotive. Il ressentit une vive douleur dans le ventre, et fut immédiatement apporté à l'hôpital Beaujon, dans le service de M. Gosselin.

Le 25, à la visite du matin, on constate une large ecchymose du ventre, du scrotum et de la partie supérieure des cuisses, mais plus prononcée à droite qu'à gauche. Le malade souffre beaucoup, la pression sur l'os iliaque et sur le ventre réveille de vives douleurs, l'aîne gauche surtout est très-douloureuse. Le malade soulève assez facilement la jambe droite, mais pour la gauche, ce mouvement est tout à fait impossible ; il peut cependant se retourner dans son lit, mais en prenant de grandes précautions. La fesse gauche est le siége d'un vaste épanchement sanguin. Le malade nous dit que les urines qu'il a rendues depuis son entrée à l'hôpital contenaient un peu de sang. M. Gosselin diagnostique une fracture du pubis gauche.

Le 26 au soir, le malade n'avait pas uriné depuis le matin; l'interne essaya de le sonder, mais en vain; la sonde rencontrait un obstacle, était déviée à droite et ne pouvait franchir l'arcade pubienne. Il engagea le malade à faire quelques mouvements, espérant ainsi faire varier la position des fragments de la fracture, et parvenir dans la vessie. Toutes ces tentatives furent inutiles. Au bout d'un quart d'heure environ, le malade se tourna sur le côté droit et fit des efforts pour uriner; cette fois il y parvint, non toutefois sans éprouver de vives douleurs. Ce matin, le malade va mieux; les urines rendues pendant la nuit sont chargées, mais ne contiennent pas de sang. Les douleurs spontanées sont moins vives, l'aine gauche est toujours douloureuse; on ne trouve cependant rien d'anormal.

2 février. — Le malade se plaint de quelques coliques, il y a un peu de sang dans les selles. Diète; une pilule d'opium.

Le 3. — Plus de coliques. Il y a eu une nouvelle rétention d'urine et impossibilité de faire parvenir la sonde dans la vessie. Le malade fit quelques mouvements et urina seul.

Le 4. — Le malade a bien uriné depuis hier, et la sonde passe très-facilement.

Le 7 mars. — Le malade ne souffre plus du tout. On sent dans l'aine gauche une tumeur dure de la grosseur d'une noix, formée probablement par le cal. Le malade marche avec des béquilles et demande à sortir.

§ IV. — Fracture d'un arc du cercle, le bassin étant maintenu en un point.

Observation. (Voillemier. — *Cliniques à l'hôpital Saint-Louis*, p. 108.) — Beaugras, âgé de 24 ans, terrassier, a été pris sous un éboulement de terre considérable qui l'a frappé au côté. Quand il fut dégagé par ses camarades, il ne put se mettre debout, et on l'a transporté à l'hôpital. Il est très-difficile de bien examiner ce malade, qu'on ne peut faire changer de position sans déterminer de vives douleurs. Voici ce que nous avons constaté le 31 août 1860 :

Le malade étant couché sur le dos, si on presse en même temps sur les deux épines iliaques antérieures et supérieures avec modération, on éveille un vive douleur dans l'aine droite. En examinant le pubis, on constate une fracture double, l'une sur la branche horizontale, l'autre sur la branche descendante du pubis. Le malade, étant incliné sur le côté, on peut noter à droite du sacrum un gonflement assez marqué ayant une direction verticale. La pression sur ces parties est des plus douloureuses ; on y sent un peu de crépitation sanguine. Les os iliaques semblent avoir conservé leurs rapports. Cependant on peut s'assurer, malgré le gonflement et la douleur déterminée par les moindres recherches, que l'épine iliaque postérieure et supérieure droite est plus saillante en arrière que la gauche. Nulle part il n'y a d'ecchymose, bien qu'en arrière, au niveau de l'articulation sacro-iliaque, on sente une crépitation sanguine. Le toucher rectal n'a servi qu'à mieux constater les fractures du pubis, et n'apprend rien de particulier sur l'état du sacrum.

Le méat urinaire est bouché par un petit caillot de sang. Le malade dit qu'il en a beaucoup perdu par la verge. Plusieurs fois il a voulu uriner sans en venir à bout. Je le sonde avec beaucoup de précautions, mais sans éprouver la moindre difficulté. Quelques caillots sortent avec les premières gouttes d'urine, qui ensuite s'écoule claire. Une saignée abondante est pratiquée le matin. — Le matin du troisième jour, je remarque dans le pli de l'aine droite une coloration brune blafarde, qui me fait présumer qu'une petite quantité d'urine s'est infiltrée dans le tissu cellulaire sous-cutané. Cependant comme cette teinte brune est très-bornée et qu'il y aurait de grands inconvénients à pratiquer des incisions qui mettraient en contact avec l'air extérieur des tissus profonds infiltrés de sang et les foyers de la double fracture du pubis, je me borne à placer à demeure, dans l'urètre, une sonde assez forte de gomme élastique. L'infiltration d'urine ne sembla pas faire de progrès. Cependant le ventre s'était ballonné, le malade avait des sueurs abondantes ; le pouls était très-faible. Mort dans la nuit du cinquième jour.

Autopsie. En avant, à droite, les deux branches du pubis sont brisées; en arrière, à droite, également mobilité anormale de l'articulation sacro-iliaque; une lame osseuse en arrière de l'os iliaque a suivi les ligaments et s'est détachée. En outre, le sacrum est fracturé à sa base. Il y a eu, en résumé, une pression latérale.

§§ V et VI. LE POINT FRAPPÉ EST SEUL ENFONCÉ. LE POINT FRAPPÉ CASSE AVEC UN POINT VOISIN.	DANS LES DEUX CAS LE BASSIN N'EST PAS MAINTENU.

Nous joignons ces deux variétés de fractures qui offrent entre elles très-peu de différences. Le plus souvent, en effet, c'est la partie antérieure du bassin ou les pubis qui sont frappés, et alors on peut remarquer que presque toujours la fracture ne se borne pas au seul point frappé. Cependant un coup aigu portant sur la branche horizontale du pubis pourrait produire ce résultat.

OBSERVATION. (Regnaut, *Thèse*, p. 19.) — Le 16 février

1861, Laurent P..., scieur de long, fut renversé par un tréteau qui lui tomba sur la partie inférieure du tronc ; il ne put se relever et fut amené à l'hôpital Beaujon, dans le service de M. Gosselin. Le malade affirme que le choc fut plus violent à droite qu'à gauche.

Le 17, à la visite, on constate une douleur vive à la pression, au niveau de la symphyse pubienne et sur le trajet des branches du pubis droit ; pas de crépitation ; pas de déplacement appréciable, si ce n'est peut-être vers le milieu de la branche descendante du pubis, où le doigt constate une légère irrégularité. En ce point, la douleur est un peu plus vive. Le malade accuse encore une violente douleur du côté du sacrum : mais l'exploration n'a pas été poussée dans la région sacrée, afin de lui épargner des souffrances. Les mouvements spontanés des membres inférieurs sont très-douloureux ; il y a un allongement apparent du membre inférieur droit, qui tient à un abaissement de la moitié droite du bassin. Le scrotum est largement ecchymosé. Le malade a un peu de peine à uriner, mais vide cependant complétement sa vessie ; l'urine ne contient pas de sang. On diagnostique une fracture des branches du pubis droit, avec distension de la symphyse pubienne.

Le 18, l'ecchymose du sacrum a augmenté, le malade urine assez bien. On le place sur un lit mécanique, afin de l'immobiliser autant qu'il est possible.

Le 22. Aujourd'hui le malade a un peu de fièvre (84), de l'insomnie, des sueurs, un peu de difficulté à uriner ; il semble que la vessie ne se vide pas complétement.

Le 25, la fièvre a disparu ; l'état général est bon. Le malade urine très-bien.

Le malade sort le 15 mars en marchant avec des béquilles.

Remarque. — La guérison est la règle générale dans les fractures du pubis, lorsqu'elles ne sont pas compliquées. En comparant cette observation à celle du même auteur, citée dans le § III, on voit que M. Regnaut avait goupé ensemble des observations où le mécanisme est totalement différent. Ceci est important bien moins au point de vue des lésions qui sont en apparence les mêmes, qu'au point de vue du pronostic qui est beaucoup plus grave dans le premier cas que dans celui-ci.

Du reste, on peut s'assurer de cette vérité en lisant la thèse, bien faite, du reste, de M. Regnaut. Les observations IV et V de cette thèse peuvent se ranger dans notre type § III et mieux IV ; toutes les deux ont été suivies de mort.

§ VII. — Le point du bassin frappé n'est pas cassé ; ce sont deux points voisins qui cassent suivant un arc de cercle.

1re observation (personnelle). — Le nommé W..., bardeur, 35 ans, est apporté le 22 mars, salle Saint-Jean, à 6 heures du soir.

Cet homme est sans connaissance et à peu près en résolution complète. On nous apprend qu'il est tombé d'un quatrième étage sur le côté droit.

En l'examinant, nous constatons ce qui suit :

Une quantité de sang assez considérable est sortie de l'oreille gauche et s'est répandue sur les vêtements de ce malheureux. Il en sort encore au moment de l'examen. Il y a une très-forte contusion avec petite plaie à la pommette droite ; en outre, l'épaule droite est fortement contusionnée. Notre attention se porte surtout sur le bassin et le membre inférieur droit.

Il y a à la partie supérieure de la cuisse droite un gonflement considérable avec ecchymose. Si l'on cherche à imprimer de légers mouvements à la cuisse droite, le malade paraît se réveiller de sa léthargie, et l'expression de sa figure indique des souffrances très-vives. Nous nous gardons, à cause de cela, de répéter nos tentatives. Du reste pas de crépitation, et nous ne pouvons écarter les crêtes iliaques en appuyant dessus des deux mains. Nous pensons que le bassin doit avoir été rompu, mais il nous est impossible de trouver de la mobilité ou de la crépitation. Il n'y a ni déformation, ni raccourcissement, ni rotation du membre inférieur droit. Le côté gauche du bassin ne présente rien, ainsi que la jambe gauche.

En somme, nous avons un gonflement considérable avec ecchymose au côté droit du bassin et au niveau du grand trochanter du même côté. Au niveau de ce grand trochanter, nous percevons de la fluctuation que nous attribuons à un épanchement de sang.

En présence de ces symptômes, nous diagnostiquons une fracture de la base du crâne et une fracture probable du côté droit du bassin. Nous n'avons, du reste, pour appuyer ce dernier diagnostic, que le gonflement énorme, avec ecchymose de la région, la direction et la hauteur de la chute et les douleurs violentes que tout mouvement du membre inférieur droit occasionne.

Le malade, entré à 6 heures du matin, meurt à 4 heures de la même soirée.

Autopsie. — Outre les lésions du crâne et des autres parties du corps, que je ne décrirai pas ici, il y a des lésions considérables du bassin. Ces lésions portent à peu près uniquement sur le côté droit; un coup de bistouri dans la partie supérieure de la cuisse droite découvre un énorme épanchement de sang. Les muscles sont déchirés au niveau des trochanters, et nous trouvons au fémur gauche les lésions suivantes : le grand trochanter est complétement séparé du fémur en trois fragments qui tiennent à l'os par un peu de périoste. Les trois fragments ont peu d'épaisseur et une largeur qui varie de 2 à 5 centimètres.

Le bassin n'a rien du côté gauche, mais le côté droit présente les fractures suivantes : le pubis est complétement séparé du reste du bassin en deux fragments. L'un de ces fragments comprend la branche descendante et la symphyse, l'autre la branche horizontale, et sa forme est triangulaire. Ces deux fragments sont retenus par quelques fibres du périoste.

En arrière, et toujours à droite, on trouve une fracture verticale du sacrum. La fracture très-régulière suit sensiblement une ligne verticale à 4 ou 5 millimètres en dehors des trous sacrés. Le morceau du sacrum détaché est intimement uni à l'os iliaque; la symphyse ne paraît pas altérée, ses ligaments ne sont pas déchirés.

2e OBSERVATION (Richerand). — Un homme de 53 ans se précipite d'un second étage pour échapper à la poursuite de ses créanciers; il tombe sur le pied gauche, ressent une douleur très-vive dans le bassin et s'abat. On le porte à l'hôpital Saint-Louis; le membre inférieur gauche est raccourci, l'épine iliaque gauche est plus élevée que la droite d'un demi-pouce environ; on sent une faible crépitation au niveau du sacrum en imprimant des mouvements au membre. Richerand diagnostique une fracture du pubis et une luxation sacro-iliaque. Comme le malade n'urine pas, on le sonde et on sent que l'instrument est entraîné du côté fracturé. Il survient des eschares dans la région sacrée, une carie du sacrum, et le malade meurt 93 jours après l'accident. A l'autopsie, on trouve une fracture des branches du pubis du côté gauche, du sacrum au niveau des trous sacrés.

3e OBSERVATION (Papavoine, *Journal du progrès*, t. X, p. 234). — Papavoine rapporte l'histoire d'une femme qui reçut un coup de pied de cheval au côté droit du bassin; il y eut une double fracture verticale, en avant sur les branches du pubis, en arrière sur l'ilium près de la symphyse. La malade guérit, mais en conservant un rétrécissement du bassin; aussi mourut-elle deux ans après à Saint-Louis, à la suite d'un accouchement des plus laborieux. — On pourrait encore citer la troisième observation des *Cliniques* de Voillemier.

REMARQUE. — Le type VII de notre classification est un des plus importants; c'est celui qui correspond plus particulièrement à la fracture double verticale de Malgaigne. Voillemier lui a également emprunté quelques-unes de ses fractures du sacrum.

Au premier abord, on pourrait croire que ce type VII se confond avec le type IV de notre classification. De part et d'autre, en effet, il y a une fracture suivant un arc de cercle, mais le mécanisme est totalement différent. Dans le type VII, le corps ne porte que sur l'arc qui casse et qui souvent est enfoncé. Dans le type IV, au contraire, la pression porte sur tout le bassin; par suite, la gravité du type IV est plus grande, tandis que, dans le type VII, on trouve des cas de guérison, comme le prouve l'exemple rapporté par Papavoine et dont Malgaigne tira si grand parti.

§ VIII. — FRACTURES DE L'ISCHION.

Les fractures de l'ischion seul sont assez rares. Généralement cet os casse avec les autres. C'est probablement à cause du peu de gravité des fractures de l'ischion isolées qu'on en trouve peu d'exemples dans les auteurs.

Observation (Baukins, *Gazette médicale*, 1833, p. 53). — Un fermier, dans une chute, se fait des fractures multiples. Spécialement : scrotum et périnée déchirés, testicules dénudés. Une portion de la branche de l'ischion est enlevée ; l'ischion lui-même est fracturé entre la tubérosité ischiatique et la cavité cotyloïde. La racine gauche du pénis et l'urètre sont divisés. Esquilles nombreuses venant du pubis. — Grâce à un pansement très-bien compris par Baukins, le malade guérit, malgré tous ces dégâts.

C'est surtout quand il s'agit de plaies par armes à feu que l'on trouve des fractures de l'ischion seul. Jobert en parle dans son *Traité des plaies par armes à feu.*

§ IX. — FRACTURE DE LA CRÊTE ILIAQUE.

Observation (personnelle). — Royère (Jean-Baptiste), 55 ans, homme de peine, rue de la Verrerie, 54, né à Nancy, marié, est apporté à l'hôpital le 26 mars.

Cet homme est tombé dans un escalier de la hauteur de dix-huit marches et n'a pu se relever que difficilement.

A l'examen, nous constatons ce qui suit :

Il y a une forte ecchymose sur le côté droit du bassin, et la douleur est très-vive au pli de l'aine du même côté. Le malade peut, bien que souffrant, lever un peu la jambe droite.

Nous trouvons une mobilité très-manifeste de la crête iliaque du côté droit. La fracture nous paraît aller assez loin dans la fosse iliaque. Le malade sent lui-même la crépitation quand il fait un mouvement ou un effort. Quand il tousse, il éprouve une vive douleur à l'anneau crural, bien qu'il n'y ait pas de hernie. Il y a en outre de la douleur le long de la crête pectinée, du canal inguinal et des bourses du côté droit. Il y a également de la douleur le long de la face antéro-externe de la cuisse. La défécation est pénible à cause de l'effort qu'elle occasionne. Le malade urine facilement. État général bon.

31 mai. L'ecchymose et le gonflement sont en voie de regression. Le malade, qui souffre moins, prend plaisir à remuer la jambe pour faire constater la mobilité et la crépitation de la crête iliaque. Il préfère la position horizontale sur le dos. Nous lui prescrivons le repos absolu et nous mettons un coussin sous le jarret pour tenir la jambe légèrement fléchie. Le malade se trouve très-bien de ce coussin. Il mange et dort bien.

12 juin. Le malade va de mieux en mieux. On sent encore la crépitation.

15 juin. — Même état. Les douleurs persistent au pli de l'aine, quoique moins fortes, à la partie antérieure de la cuisse. Il y a même des douleurs dans le mollet.

25 juin. — Le malade va très-bien. Il peut marcher avec une béquille. Du reste, pas le moindre raccourcissement ni rotation. — Il demande son *exeat*.

§ X. — FRACTURES DU COCCYX ET DE LA PARTIE VOISINE DU SACRUM.

Malgaigne a écrit un mémoire spécial sur ces fractures. Nous lui emprunterons les exemples qu'il a pris lui-même dans plusieurs auteurs. Voici, en abrégé, ces observations :

1re OBSERVATION (Cloquet). — Une femme de vingt-cinq ans, fort maigre, fit une chute dans un escalier ; le siége porta sur l'angle d'une marche, et le sacrum se brisa vers l'union de son tiers inférieur avec les deux supérieurs. Il résulta de cet accident un léger engourdissement dans les membres inférieurs et une vive douleur dans la région sacrée. Celle-ci paraissait plus convexe que de coutume, surtout en bas, ce qui dépendait du déplacement en avant du fragment inférieur. Le doigt, introduit dans le rectum, pouvait facilement repousser en arrière ce fragment et rendre à la région sacrée sa courbure naturelle. Dès qu'on retirait le doigt, le fragment reprenait sa position vicieuse; on sentait aussi une légère crépitation.

Des sangsues furent appliquées sur la partie blessée, et le bassin entouré d'un bandage de corps. La malade fut mise au traitement antiphlogistique et couchée sur le côté, position qui lui était moins douloureuse. Elle sortit de l'hôpital Saint-Louis un mois après son entrée, étant parfaitement guérie. Seulement les fragments se sont consolidés dans une direction légèrement anguleuse, due au déplacement de l'inférieur.

2e OBSERVATION. (Judes.) Madame L..., trente-huit ans, maigre, tombe d'une échelle. Le sacrum et le coccyx portent sur un échelon. Fracture. Douleur vive. On maintient les fragments avec un cylindre introduit dans le rectum. Guérison.

3e OBSERVATION. (Bermond.) Dans un cas analogue, Bermond se sert d'une canule pour maintenir les fragments, et réussit.

4e OBSERVATION. (Fleury.) Un cultivateur tombe dans sa cave et se brise le sacrum. Douleur vive dans la région, mais absence remarquable de lésions de la sensibilité et de la myotilité dans les membres inférieurs. Abcès dans la région fracturée; infection purulente; mort.

5e OBSERVATION. (Malgaigne). T. Pelletier, trente-sept ans,

tombe dans une carrière de pierres. Fractures multiples. Mort par phthisie pulmonaire. Malgaigne avait cru à une fracture transversale du sacrum ; l'autopsie démontra qu'elle était presque verticale.

Les fractures du coccyx seul sont assez rares. Cloquet en cite un cas terminé par carie et nécrose. Nous en avons vu un cas à l'hôpital Saint-Louis, et qui s'est terminé de même.

§ XI. — FRACTURES DE LA CAVITÉ COTYLOÏDE.

OBSERVATION. (Landrick.) — Un homme, qu'on avait traité pour une fracture du col du fémur, avait toujours boité depuis. Il mourut d'une maladie de poitrine au mois de février 1839. On trouva à l'autopsie que le pubis avait été fracturé, que les surfaces divisées s'étaient réunies dans un état de chevauchement qui avait diminué d'étendue la circonférence du bassin ; l'espace qui s'étend de la symphyse pubienne à l'épine iliaque antérieure et inférieure était raccourci d'un pouce environ. Une portion d'intestin avait contracté des adhérences avec l'os, dans un point où, sans doute, il avait été pincé entre les fragments, et où il avait fait comme hernie. Le fémur avait évidemment pénétré à travers l'ouverture de la cavité cotyloïdienne et faisait saillie dans le bassin, une espèce d'étui osseux couvrait la plus grande partie de la tête du fémur, sauf en un point large comme une pièce de vingt sous, qui était en contact avec la capsule fibreuse épaissie. Les cartilages de la tête du fémur offraient un commencement d'ulcération.

Nous ferons remarquer, dans cette observation, deux choses : le raccourcissement du membre du côté du bassin fracturé, raccourcissement qui a dû rendre le diagnostic de cette fracture des plus difficiles, et la faire confondre avec une fracture du col du fémur. Le diagnostic, dans un cas analogue, pourrait être éclairé par la mesure prise de la symphyse pubienne à la crête iliaque antérieure et inférieure. En second lieu, nous noterons l'adhérence de l'intestin avec l'os, particularité qui pouvait amener un étranglement interne d'un diagnostic à coup sûr fort difficile, sinon même impossible.

CONCLUSIONS

Il nous semble que nous pouvons déduire du mémoire précédent les conclusions suivantes :

La classification que nous proposons renferme toutes les fractures du bassin. Il n'en est pas que l'on ne puisse faire rentrer dans notre cadre.

En outre, chaque variété admise par nous doit être conservée ; il semble peut-être que quelques-unes de ces variétés sont bien voisines. Elles le sont, en effet, mais elles diffèrent surtout par le mécanisme et le pronostic. Or, le pronostic est, suivant nous, une des choses les plus importantes de la médecine ; il est uni intimement au traitement et c'est le traitement qui, finalement, doit être le but de tous nos efforts. Guérir ou soulager, tout au moins, telle est l'ambition suprême du médecin. Toute étude, tout mémoire doit converger vers le traitement et porter avec lui une utilité pratique. Tels sont les motifs qui nous ont dirigé.

202

Paris, Imprimerie de Pillet fils aîné, 5, rue des Grands-Augustins.

www.ingramcontent.com/pod-product-compliance
Ingram Content Group UK Ltd.
Pitfield, Milton Keynes, MK11 3LW, UK
UKHW021648260726
13994UKWH00003B/1336

9 782329 123394